健康・化学まめ知識シリーズ　1

ヒトケミカル*でケイジング
（健康エイジング）
〜老いないカラダを作る〜

著者　寺尾啓二

＊注：ヒトケミカルとはヒトの生体内で作られている生体を維持するための機能性成分

もくじ

その1.
ヒトケミカル摂取で良質なミトコンドリアを維持してケイジング
（健康エイジング）……3

その2.
CoQ10による免疫力増強作用によってさまざまな病気を予防……8
■**脂質異常症治療薬が処方された場合のCoQ10摂取の必要性**……12

その3.
笑いとヒトケミカル摂取でNK細胞の活性を高めてがん予防……16

その4.
線維芽細胞の活性化でコラーゲン、エラスチン、ヒアルロン酸産生による美肌作用と軟骨再生作用……24

その5.
運動とヒトケミカルによる筋肉細胞の活性化と筋肉の維持……33
■**筋肉保護作用**……37

その6.
ヒトケミカルと酵素入り果物野菜でスーパー健康ダイエット！
……40

終わりに
〜ヒトケミカルで老いないカラダを作る……45
■ **RALAの吸収性**……49

その1.
ヒトケミカル摂取で良質なミトコンドリアを維持してケイジング（健康エイジング）

　ヒトは60兆個の細胞からできています。そして、60兆個の細胞にはミトコンドリアというエネルギー生産工場があります。ミトコンドリアとは直径1μmの糸（ミト）粒子（コンドリア）を意味するギリシャ語で、1細胞あたり100から3000個も存在しています。よって、体重の1割も占めているのです。体重60キロの人では6キロのミトコンドリアを持っていることになります。

　食事で摂取する糖や脂肪などのエネルギー源は、ミトコンドリアでATPというエネルギーに変換されています。そして、60兆個の細胞はすべて、このミトコンドリアで生産されたATPを利用しています。ミトコンドリアの量が多いほど、ATP合成のために食物のエネルギーをたくさん使い、基礎代謝量が多くなるのです。その点で、ミトコンドリアを増やすことが、健全なダイエットと健康への近道と言えます。ミトコンドリアを増やすには、毎日の適度な運動がいいのです。

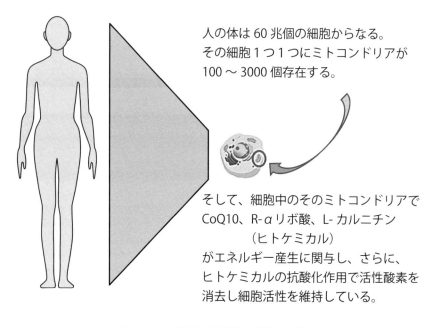

図1-1　ヒトは60兆個の細胞で構成

　しかしながら、良質のミトコンドリアを維持するためには、一つの大きな問題があります。

　それは活性酸素です。ミトコンドリアは酸素を使ってATPを生産していますので、取り込まれた酸素の数％は、ミトコンドリア内で活性酸素やフリーラジカルに変化しています。

　その結果、ミトコンドリア内のDNAは損傷しやすく、ミトコンドリアの機能は低下していきます。機能低下した異常なミトコンドリアが多い細胞は、必要なエネルギーが生産できません。特に、エネルギー代謝の盛んな骨格筋や神経細胞では、ミトコンドリアの劣化に伴うアポトーシス（細胞死）が原因で機能低

下が激しくなります。お年寄りの体が小さくなるのはミトコンドリアの劣化がひとつの重要な原因と考えられます。

ミトコンドリア内で発生した活性酸素は外にも漏れます。漏れ出した活性酸素はタンパク質、細胞、遺伝子（DNA）を傷つけていきます。そして、タンパク質は本来の機能を失い、核遺伝子はDNA損傷でその遺伝子情報が改変され、細胞は老化していきます。やがて、正常細胞として増殖できなくなり、ガン細胞となるのです。

年齢とともにミトコンドリアから漏れ出す活性酸素の排出量が増加するのはなぜか？

その原因の1つに加齢に伴うヒトケミカルの減少、つまり、CoQ10やR-αリポ酸の体内生産量の減少があるのです。

CoQ10、R-αリポ酸、L-カルニチンは何れもミトコンドリア内でATP生産に係わっている物質であることが知られている三大ヒトケミカルです。L-カルニチンは脂肪を、R-αリポ酸は糖を代謝してATP生産に必要なアセチルCoAという物質に変換するために働き、CoQ10はATP生産の最終工程の電子伝達系で働いています。

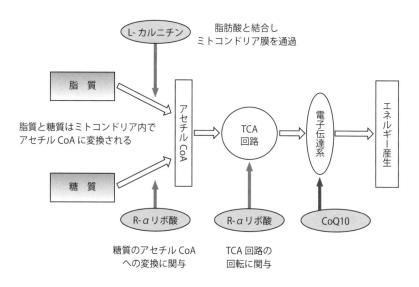

図1-2　ミトコンドリアにおけるヒトケミカルのエネルギー産生のための役割

　このATP産生の反応で、CoQ10とR-αリポ酸は何れも還元型の抗酸化物質に変換され、いわゆる、ATP産生の際に発生する活性酸素の除去物質（活性酸素を水に変える物質）としても働いているのです。

　現在では、確かに、様々な健康にいいとされる抗酸化物質が知られています。でも、その殆どは植物から抽出したフィトケミカルです。フィトケミカルは、ミトコンドリアから漏れ出した活性酸素を除去してくれます。言い換えれば、幾種類ものフィトケミカルが有効で、必ず特定のものが必要になるということではありません。

　しかし、CoQ10やR-αリポ酸といったヒトケミカルはもともと体の中で作られ、エネルギー産生のために働くばかりでなく、

活性酸素をミトコンドリア内から外に漏れ出さないように働く抗酸化物質であり、良質のミトコンドリアを維持するために必要不可欠な物質なのです。

　CoQ10、R-αリポ酸、L-カルニチンの三大ヒトケミカルには、図1-3に示すような共通点があります。20才を境にそれらの生体内生産量は減少することが分っています。エネルギー産生による疲労回復と活性酸素除去による老化防止のためにもCoQ10、R-αリポ酸、L-カルニチンを積極的に補い、ケイジング（健康的なエイジング）を目指しましょう。

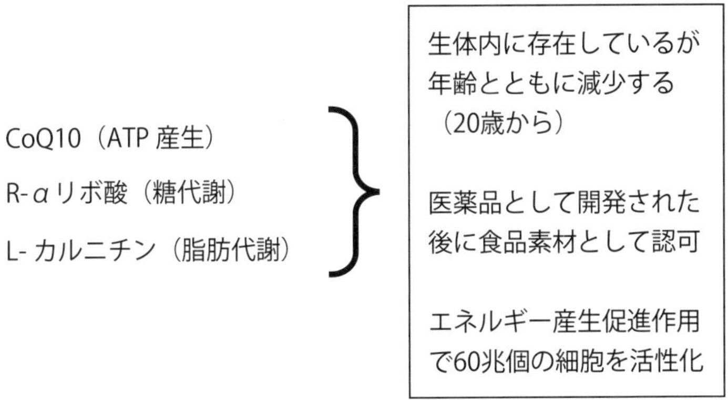

CoQ10（ATP産生）
R-αリポ酸（糖代謝）
L-カルニチン（脂肪代謝）

｝

生体内に存在しているが年齢とともに減少する（20歳から）

医薬品として開発された後に食品素材として認可

エネルギー産生促進作用で60兆個の細胞を活性化

図1-3　エネルギー産生のための三大ヒトケミカルの共通点

その2.
CoQ10による免疫力増強作用によってさまざまな病気を予防

　白血球は血液中の免疫細胞として病原菌や異物から身体を守る防御作用を持っています。そして、ヒトケミカルのCoQ10は酸化ストレスによる白血球の細胞死を抑える物質であり、CoQ10の摂取量に依存して白血球内のCoQ10量も有意に増加することが最近の研究で判明しています。つまり、言い換えれば、病原菌やウイルスから身体を守るためにはCoQ10の摂取が有効であることが明らかとなっています。

　白血球には好中球、リンパ球、単球などがありますが、リンパ球は全体の20〜55％を占めています。そのリンパ球にはTリンパ球、Bリンパ球、NK細胞があり、それぞれの細胞は、ウイルス感染細胞を破壊したり、抗体を生産したり、ガン細胞を攻撃したり、と別々の役割を担っています。

　NK細胞はガン細胞を攻撃する役割を持っておりますが、CoQ10や『笑い』がそのNK細胞の活性化を促し、ガンの予防に有効であることについてはその３で紹介します。

そこで、ここではまず、細胞の試験として、酸化ストレスを受けたTリンパ球とBリンパ球のアポトーシス（細胞死）に対するCoQ10の影響を検討したカリフォルニア大学の研究グループの2016年の下記論文を紹介します。

Reversal of oxidative stress-induced apoptosis in T and B lymphocytes by Coenzyme Q10 (CoQ10によるTリンパ球・Bリンパ球の酸化ストレス誘発アポトーシスの回復)
S. Gollapudi, S. Gupta, Am. J. Clin. Exp. Immunol 2016；5（2）：41-47.

　CoQ10はエネルギー産生作用や抗酸化作用があり、様々な種類の細胞を酸化ストレスによるアポトーシス（細胞死）から保護することが知られています。しかしながら、リンパ球の酸化ストレスによって誘発されるアポトーシスに対する抑制効果は詳細に検討されていません。そこで、リンパ球にロテインという殺虫剤や過酸化水素を曝露してアポトーシスを誘発してCoQ10の保護効果を検証しています。

　ロテインはミトコンドリアのエネルギー産生を阻害することで殺虫剤としての効果を発揮するのですが、リンパ球にCoQ10（10μM濃度）で24時間前処理し、ロテイン（N=16）を添加したところ、ロテインで誘発するアポトーシスはCoQ10で有意に抑えられることが判りました。つまり、CoQ10のエネルギー産生作用が効果を示したようです。

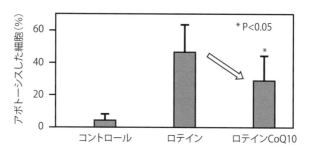

図 2-1　ロテインで誘発されたアポトーシス(細胞死)の CoQ10 による抑制

次に、過酸化水素を用いた酸化ストレスによって誘発されるアポトーシスの抑制効果も検証しています。リンパ球をCoQ10（10μM濃度）で24時間前処理し、過酸化水素（N=12）を添加したところ、アポトーシスは有意に抑制されることが判りました。

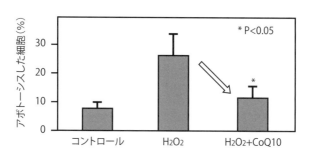

図 2-2　過酸化水素水で誘発されたアポトーシス(細胞死)の CoQ10 による抑制

このようにCoQ10はミトコンドリア機能障害を改善することでリンパ球の酸化ストレスによって誘発されるアポトーシス（細胞死）を抑制できることが判りました。

次に、ヒト試験において、CoQ10を摂取し、血漿および血液細胞(血球)へのCoQ10の取り込みを評価したドイツのドレスデン工科大学の下記論文を紹介します。

Enrichment of coenzyme Q10 in plasma and blood cells: defense against oxidative damage.（血漿、および、血液細胞におけるCoQ10量の増加：酸化的損傷に対する防御）
 Petra Niklowitz, et al., Int J Biol Sci, 2007, 3(4):257-262.

　被験者（男性3名＋女性7名＝10名）にSanomit Q10 (3mg/kg/day) を14日間 経口摂取してもらっています。(SanomitQ10は吸収性を高めるために乳化剤を使用した製剤です。) そして、摂取前 (0日目)、摂取14日目における、血漿、血小板および白血球のCoQ10 量を評価したところ、何れも有意（*p<0.05）にCoQ10量は増加しており、血漿、及び、血液細胞中へのCoQ10が取り込まれることが判りました。

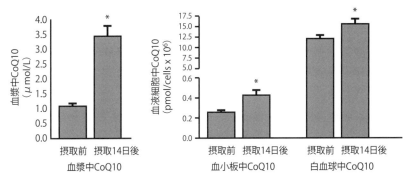

図 2-3　CoQ10 摂取 14 日後の血漿、血小板、白血球中 CoQ10 量の増加

　上記の２報の論文から、CoQ10を経口摂取すると血液細胞（血小板や白血球）に取り込まれ、それらの細胞のアポトーシスを抑制し、ミトコンドリア活性を高めることがわかりました。この結果の考察として、CoQ10による抗酸化作用や免疫力増強作用によって、身体の抵抗力を高め生活習慣病や様々な病気を予防できると考えられます。

■脂質異常症治療薬が処方された場合のCoQ10摂取の必要性

　私の母は現在83歳でHDLコレステロール値77（基準値41-100）、LDLコレステロール値94（基準値70-139）ですので基準値内に入っております。しかしながら、脂質異常症治療薬であるアトルバスタチンが病院で処方されていて、母は毎朝、この薬を摂取しなければならないのです。医師が処方するとこちらから外してもらうように頼んでも薬局の薬剤師では変更してもらえません。

　このアトルバスタチン（商品名：リピトール）はスタチン系薬の中でも特許が失効するまでは全世界で1年間に2兆円以上売り上げていた大型医薬品です。よって、動脈硬化予防のために脂質異常症ではない母のような高齢者に処方する医師が多く見受けられます。

　アトルバスタチンのようなスタチン系薬の作用機序は『生体内のコレステロール合成におけるヒドロキシメチルグルタリル-CoA（HMG-CoA）還元酵素阻害』です……というと一般の方々には難しいので、以下に、少し噛み砕いて説明したいと思います。

　私たちは食事中からコレステロールを摂取していますが、実は食事由来のコレステロールは全体の20％のコレステロールでしかありません。残りの80％のコレステロールは肝臓で合成されています。

コレステロール合成の原料はアセチルCoAという物質です。食事で摂取した三大栄養素（脂質、炭水化物、タンパク質）はまずピルビン酸に変換されます。そのピルビン酸はさらにR-αリポ酸によって、このアセチルCoAに変換されます。アセチルCoAはTCA回路と電子伝達系を介してエネルギーに変換されますが、実は、コレステロール合成にも利用されています。

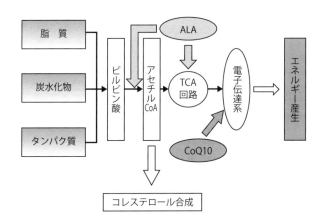

図1　三大栄養素からのエネルギー産生

次にアセチルCoAはHMG-CoAに変換された後、**図2**に示しますようにメバロン酸という物質に還元されます。そのメバロン酸から数ステップを経てコレステロールが合成されているのです。このメバロン酸からはコレステロールが合成されるだけではなく、エネルギー産生に必要なコエンザイムQ10も合成されているのです。

よって、メバロン酸への変換をする酵素（HMG-CoA還元酵

素）を阻害するスタチン系薬は生体内でのコレステロールの合成量を減らすことができるのは事実ですが、同時に、エネルギー産生や抗酸化によって老化を抑えるために必要なコエンザイムQ10の生産量も減少させてしまう、いわゆる、老化促進剤ともいえるわけです。

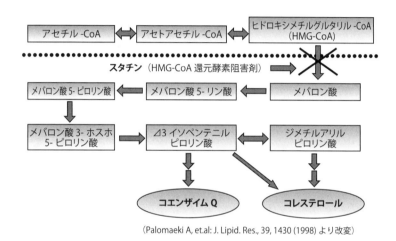

（Palomaeki A, et.al: J. Lipid. Res., 39, 1430 (1998) より改変）

図2　コレステロール生合成経路

さらに、コレステロールが減少しすぎることも問題です。

2015年2月に米国の厚生省と農務省が設置した食事指針諮問委員会で『コレステロールは過剰摂取を心配する栄養素ではない』との報告書が公表されました。コレステロールと動脈硬化などの疾患に対する危険性に相関は観られないとしています。

逆にコレステロールは生体内の60兆個の細胞の細胞膜を構成する必須成分であり、男性ホルモン、女性ホルモン、甲状

腺ホルモンといった各種ホルモンの材料でもあります。また、コレステロールが不足すると脳内神経伝達物質であるセロトニンの減少にもつながり、うつ病やアルツハイマー病の原因にもなることが判っています。

　日本では高齢者を含め、脂質異常症患者470万人にスタチン系薬が処方されています。その副作用としてはCoQ10減少による老化促進とともに、横紋筋融解症、肝機能障害、血小板減少など様々な症状が現われることがあります。

　高齢者に対して安易にスタチン系薬が処方されることは大変問題で危険なことだと考えられます。アトルバスタチンなどのスタチン系薬を処方されていることにお気づきになられた場合はコエンザイムQ10をサプリメントで摂取することをお奨めします。そして、CoQ10サプリメントは高吸収型を選ぶようにしましょう。

脂質異常症治療薬物投与患者は日本に約610万人
その中でスタチン系薬剤投与患者は、約470万人

スタチン系薬剤服用患者はCoQ10が減少している!!

コレステロール合成系とCoQ10合成系には共通部分があり
スタチン系薬剤はコレステロールと共にCoQ10合成も阻害

対象薬剤：　メバロチン（三共）、アトルバスタチン（山之内）、リポバス（萬有）
　　　　　　ローコール（ノバルティス）

図3　脂質異常症患者への吸収型CoQ10摂取の必要性

その3.
笑いとヒトケミカル摂取で
NK細胞の活性を高めてがん予防

　三大ヒトケミカルは20才を境に生体内生産量が減少します。その生産量減少によって、生体内の様々な種類の60兆個の細胞も減少、あるいは、活性を失っていくことになります。各種細胞の減少によって、生体機能は維持できなくなり、老化現象が現われます。その3では"病を逃れる"ための免疫細胞であるナチュラルキラー NK細胞を取りあげます。

　先ずは、NK細胞のお話です。健康な人の生体内では、1日に5000個のがん細胞が発生することが判っています。このがん細胞に対して、その生体内に持っている50億個のNK細胞が働き、がん細胞を破壊しています。その理由で、殆どのヒトはがん細胞に侵されずにすんでいるのです。

　このNK細胞の働きは、NK活性と呼ばれています。三大ヒトケミカルの生体内生産量が減少する20才を境に、このNK活性値も比例して減少していくことが報告されており、NK細胞におけるCoQ10やR-αリポ酸などのヒトケミカルの存在量減少によるエネルギー産生や活性酸素の消去活性の変化が原因であろうと考えられます。
　また、NK細胞の活性は『笑い』で高まることも証明されています。がん患者と心臓病患者の19名に、大阪で新喜劇を3時

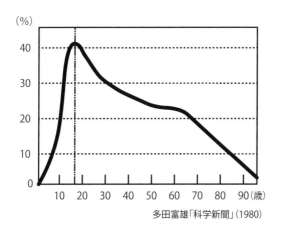

多田富雄「科学新聞」(1980)

図 3-1　NK 活性値の年齢による変化

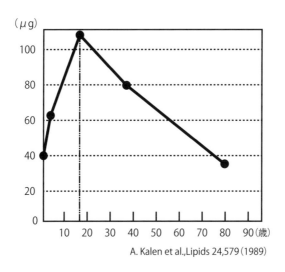

A. Kalen et al.,Lipids 24,579 (1989)

図 3-2　心臓組織中 CoQ10 濃度の年齢による変化

間観て笑ってもらいました。その結果、笑う前の被験者のNK細胞活性の平均値は低く、24％でしたが、笑った後は38％ま

で上昇し、その増加率は58％でした。このように『笑い』は、短時間でがんや心臓病に対する抵抗力を高める、つまり、免疫機能を正常化させる作用のあることが判明しています。また、たとえ面白いことがなくても、表情だけでも笑顔を作り続けることで、同様にNK細胞を活性化させることも明らかとなっています。

表3-1 『笑い』によるNK細胞の活性化

免疫因子	鑑賞前	鑑賞後	増加率
NK細胞活性（％）	24.0	38.0	58％
IgA抗体（mg/dl）	1.75	2.0	14％
IgM抗体（mg/dl）	0.75	0.9	20％
IgG抗体（mg/dl）	9.5	11.5	21％

　『笑い』によるNK細胞活性化の機構も解明されています。
　『笑い』によって脳前頭葉に興奮が起きると、それは免疫をコントロールする間脳に伝達されます。間脳が活性化されると、間脳は情報伝達物質を産生します。この物質は、瞬時にいい情報と悪い情報を判断します。楽しい笑いの情報は、善玉のペプチド物質として血管やリンパ管内を移動し、NK細胞に結合します。その結果、NK細胞は活性化し、ガン細胞を消滅させるのです。つまり、『笑い』によって作り出された善玉のペプチドはNK細胞のがん細胞と戦うための栄養源と言えます。

『笑い』と『怒り』と病気の関係
　それでは『笑い』の反対の感情である『怒り』はNK細胞に

どのように影響するでしょうか？

　NK細胞は血液中の免疫細胞である白血球の15％〜20％を占めていて体内のがん細胞を攻撃する役目を担っています。年齢とともにNK細胞の活性が減少してガンの発生率が高まることが分っています。

　怒るとストレスが高まりガンやその他の様々な病気を発症しやすくなります。では、その機構とは……

　『病は気から』は昔から言い伝えられてきた言葉ですが、ヒトは心理的ストレスによって病気が生じることを経験的に知っていました。その作用機序はこれまでの多くの研究によって自律神経、内分泌系、免疫系と心理的因子の相互関与するものであることがかなり明らかとなってきています。

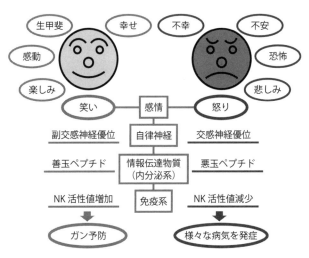

図3-3　笑いと怒りによる健康状態の変化の機構

『悲しみ』や『ストレス』によって発生した悪玉のペプチド物質はNK細胞の活性を弱めることもわかっています。心理的ストレス、『怒り』『不安』『恐怖』『悲しみ』などの感情が持続すると、自律神経が不安定になります。自律神経は交感神経と副交感神経がありますが、怒ると交感神経が優位になってきます。交感神経が活発になると血圧をあげるように身体に指令が出され血圧の上昇に伴って血管は損傷を受け、血液は心臓や脳に運ばれにくくなってきます。実際に、怒りやすい人の心筋梗塞の発症率は普通の人の5倍、脳梗塞は2倍という研究結果もあります。

　自律神経が不安定のことを分りやすくいうと心の病気です。怒ってストレスが発生し、心の病気になりますと、内分泌物質によって免疫系の障害も引き起こします。副腎皮質から抗ストレスホルモンである『コルチゾール』が分泌します。『コルチゾール』はNK細胞のアポトーシス（細胞死）を誘導し、NK細胞の活性も減少します。また、怒るだけでなく、悲しみやさまざまなストレスによっても『コルチゾール』は発生しますので、日常のストレスを無くすのが最大のガン予防といえるのです。

　精神的だけでなく、種々の身体的な病気にもなります。そのような『怒り』『不安』『恐怖』といったネガティブな感情を、心の洞察や訓練によって克服できれば、様々な病気を軽減できるわけです。

　怒りは万病の元です。その怒りを静める方法として、今注目されているのが『アンガーマネージメント』です。人は誰でも

怒りの感情を多かれ少なかれ持っています。怒りを抑えすぎるのも逆にストレスとなり良くありません。そこで、怒りをどのようにコントロールするかで、それを『アンガーマネージメント』と言います。(ここでは、日本アンガーマネージメント協会が提唱している内容を少し分りやすく改変してみました。)

①6秒数える……感情をいきなり出さず上手にブレーキをかける
②怒りの日記……怒りを感じた時にその場で書きとめ、後で読み返し客観的にみる
③笑顔を作る……笑うときでなくても口角を上げ笑顔で話す

また、NK細胞の活性化には適度な運動も効果的であることが分っています。図3-4に示しますように運動習慣のある人はない人に比べ、NK細胞活性が高いことが分っています。テニスやウォーキングなど、日頃から有酸素運動を心がけましょう。

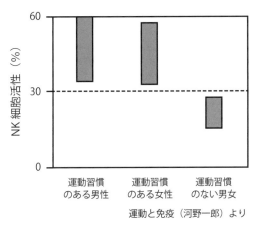

図 3-4 運動習慣と NK 細胞活性

さらに、運動に加えて、怒りを静め、NK細胞活性を高め、幸せになれる機能性成分（栄養素）も大事ですので合わせて、過去の『健康まめ知識』をここに示しておきます。

＞トリプトファン・ナイアシン（ビタミンB群）・マヌカハニー
幸せになるための必要条件とは（その１．幸せホルモンのセロトニン）

http://blog.livedoor.jp/cyclochem02/archives/cat_1151188.html

＞シスチン・システイン
幸せになるための必要条件とは（その２．もう１つの幸せホルモン『オキシトシン』）

http://blog.livedoor.jp/cyclochem02/archives/cat_1151190.html

＞スーパービタミンE（δトコトリエノール）
幸せになるための必要条件とは（その３．幸せホルモンを運ぶ『スーパービタミンE』）

http://blog.livedoor.jp/cyclochem02/archives/20326903.html

＞EPA・DHA、クリルオイル
脳機能改善のための栄養素について（その２．N-3多価不飽和脂肪酸の有効性）

http://blog.livedoor.jp/cyclochem02/archives/35698603.html

　内容を少し抜粋します。魚油やオキアミに含まれるDHAには神経疾患への効果・抗ストレス作用のあることが分っています……富山医科薬科大学、浜崎教授は、「DHAで学級崩壊やキ

レの問題に迫れるか?……十代の若者と食事」と題した興味深い研究報告を行なっています。

　小学生や中学生が突然キレて、暴力事件を起こすことがたびたび報道されているが、キレの主な要因として日常摂取する油の質的、量的な変化がある。リノール酸の過剰摂取は体内でDHAの利用を妨げ、動物やヒトの行動に影響を及ぼす。6〜12歳の子供で、かんしゃく持ちや睡眠障害など問題がある場合、血中のDHAおよびその関連脂肪酸（n-3 PUFA）が健児に比べ低下しているとの海外の報告がある。浜崎氏は大学生41人に3ヶ月間、DHAか植物油のカプセルを摂取し、その服用期間の前後でPFスタディをして、攻撃性、敵意性の変化をみている。結果明らかなDHAによる抗ストレス作用が確認された。

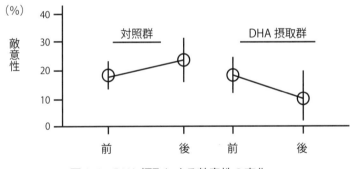

図 3-5　DHA 摂取による敵意性の変化

　もちろん、幸せになれる機能性成分としてはヒトケミカルもお忘れなく……。

　『お笑い』、三大ヒトケミカルをうまく利用して、がんや心臓病、ウイルスに負けない体を作り、健康的なエイジング、ケイジングを目指しましょう。

その4.
線維芽細胞の活性化でコラーゲン、エラスチン、ヒアルロン酸産生による美肌作用と軟骨再生作用

　この本では、三大ヒトケミカル（CoQ10、R-αリポ酸、L-カルニチン）を摂取して、ヒトを構成している60兆個にもおよぶ様々な細胞すべてに存在するミトコンドリアを良質に維持すると、健康的なエイジング（ケイジング）ができる根拠となる論文や学術情報を紹介しています。

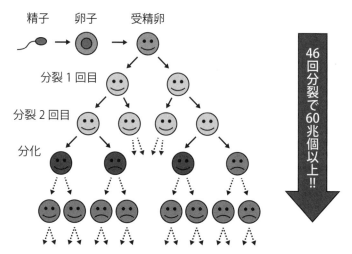

図4-1　受精卵からの細胞分裂と分化

受精卵という細胞1個から分裂・分化を46回繰り返すとヒトを構成する60〜70兆個の様々な細胞となります。その細胞1つ1つが活性を保つためには、細胞あたり数百から数千個存在するミトコンドリアが良質である必要があります。

　良質のミトコンドリアを維持するためには、エネルギー産生と抗酸化作用の両面から三大ヒトケミカルが必要ですが、20才を境にそれらの生体内生産量は減少することが分っています。その生産量の減少に伴い、生体内の様々な種類の細胞も減少、あるいは、活性を失っていくことになります。そして、各種細胞の減少によって生体機能は維持できなくなり、老化現象が現われます。その3では、"病を逃れる"ための免疫細胞であるナチュラルキラーNK細胞を取りあげました。その4では、いつまでも若くハリのある肌を保つために必要な線維芽細胞を取りあげます。

　シワやたるみのない肌を保つためには、各種線維を生産できる良質な線維芽細胞が必要です。線維芽細胞は真皮の幹細胞から細胞分裂と分化を繰り返して作られます。そして、その線維芽細胞ではコラーゲンやエラスチンなどのタンパク質線維やヒアルロン酸やコンドロイチン硫酸などのプロテオグリカンという糖質の線維が生産されています。

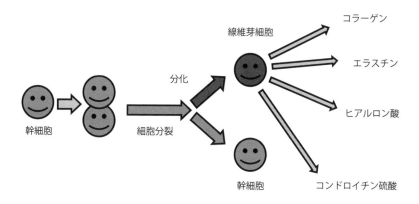

図4-2　線維芽細胞への分化と線維生成

　CoQ10などの三大ヒトケミカルの体内生産量は年齢に伴って減少しますが、その生産量の減少はエネルギー代謝能力の減退を意味し、その結果、真皮内の単位面積あたりの線維芽細胞数も年齢とともに減少していきます。

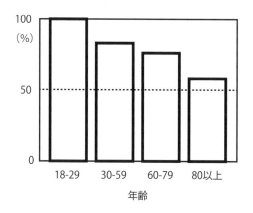

J. Valani, J. Invest Dermatol 114 (2000)

図4-3　年齢による真皮内線維芽細胞数の変化

そして、良質な線維芽細胞数の減少と線維生産能力の低下に伴い、真皮内のコラーゲンやエラスチンなどのタンパク質線維も減少していきます。

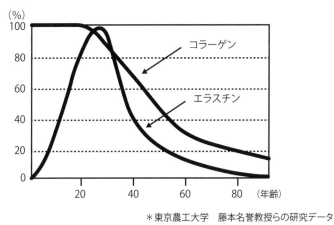

＊東京農工大学　藤本名誉教授らの研究データ

図4-4　年齢によるコラーゲンとエラスチン生産量変化

　コラーゲンやエラスチンは紫外線や活性酸素によってダメージを受けると弾力を失い、肌のハリもなくなるのですが、線維芽細胞に新しくコラーゲンやエラスチンを作り出すエネルギーがあれば問題ありません。しかし、ヒトケミカルの減少に伴って線維芽細胞が活性を失っていくわけです。

　さらに、肌の保湿力を保つことの知られているプロテオグリカンという糖質の線維であるヒアルロン酸やコンドロイチン硫酸の生産量も減少していきます。

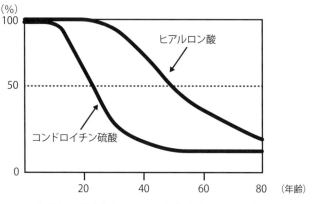

ヒアルロン酸変化 (Longas MO. Carbohydrate Research 159, 127 (1987))
コンドロイチン硫酸変化 (Mathews MB. Relat Res 48, 267 (1966))

図 4-5　年齢によるヒアルロン酸とコンドロイチン硫酸生産量変化

　一方、三大ヒトケミカルをサプリメントとして摂取するとミトコンドリアにおけるエネルギー代謝能が復活し（良質のミトコンドリアとなり）、線維芽細胞は活性化されます。その結果、コラーゲンやエラスチンの生産量は増加し、三大ヒトケミカルが最も体内で生産されていた20才代の水準となります。

　実際に、肌弾力性が低い10名の女性（平均年齢47歳）を被験者に、吸収性を高めたCoQ10包接体のサプリメントを6週間摂取してもらいました。摂取前の10名の被験者の肌弾力性は、50代女性の平均よりも低くて67.8％でしたが、6週間摂取後、肌弾力性は見事に復活し、20代平均とほぼ同等の85.9％まで

上昇しました。ヒトケミカルの1つであるCoQ10によって線維細胞が活性化され、肌弾力性を保つための真皮内コラーゲンとエラスチンの十分な量が生産されたためと考えられます。次頁のサンプル写真は弾力性の戻った32歳の女性ですが、弾力性だけでなく、保湿性も高まっていることがわかっていただけると思います。

被験者の右耳朶下の付根と右唇端とを結んだ直線上の、右耳朶下の付根から4cmの部分を測定。※環境調整室にて測定。

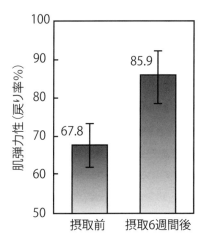
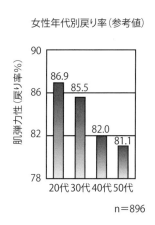

※摂取前と各接種後をDunnettの検定で統計解析を行った。 n=10 P<0.001
測定装置 CUTOMETER MPA580 ㈱インテグラル製
試験機関 株式会社総合健康開発研究所

図4-6 ヒトケミカル CoQ10 摂取による肌弾力性の向上

サンプル写真

女性(32歳)。右目近くの頬

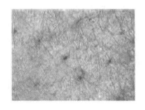
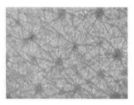
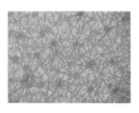

摂取前　　　　　摂取3週間後　　　　摂取6週間後

　尚、ヒトケミカル摂取による線維芽細胞の活性化による効果は、美肌作用だけではありません。コラーゲン等の線維は、骨、軟骨、血管、各種臓器等、様々な部位にとっても重要です。一例としてヒトケミカルであるCoQ10とともに、軟骨成分であるコラーゲンやコンドロイチン硫酸などの原料であるコラーゲンペプチドやグルコサミンを同時に摂取した場合の膝関節痛低減効果の検証を行いました。

表4-1 ヒトケミカルによる膝関節痛軽減効果の検証

成分名	摂取量／1日（mg）
フイッシュコラーゲンペプチド	810
グルコサミン	352.8
CoQ10-γオリゴ糖包接体（CoQ10）	72（14.4）

市販サプリメント「NANO Support スムースUP」（株式会社コサナ）

被験者16名	項目	全体	男性	女性
	人数（人）	16	5	11
	平均年齢（歳）	53.6	58.6	51.4

評価方法：サプリメントを12週間摂取してもらい膝関節痛のアンケート調査を行うとともに医師の所見・評価を得た。

　その結果、膝の痛みの程度は、有意に値は低下し、膝関節痛の改善が認められました。（Dunnettの検定による統計解析）痛みの原因の磨り減ってしまっていた軟骨がヒトケミカルによって再生したためと考えられます。

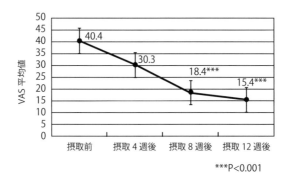

図 4-7　膝の痛みの程度（VAS）の推移

その5.
運動とヒトケミカルによる
筋肉細胞の活性化と筋肉の維持

　受精卵という細胞1個から分裂・分化を46回繰り返すとヒトを構成する60 〜 70兆個の様々な細胞となります。一方、個人差はありますが、20才をピークに細胞は減少していきます。これがエイジング、つまり、老化現象です。

　エイジング（老化）によって細胞が少なくなる⇒細胞分裂が減る？？　なぜか？

　ヒトを含む多細胞生物の細胞は、無限に分裂するわけではなく、分裂回数は決まっているようです。その有力な説がテロメア説です。染色体の端にある配列がテロメアで、細胞分裂の鍵を握っていて、日々、細胞が損傷すると細胞分裂によって補われるが、最終的には分裂できなくなるというものです。細胞分裂が減少し、細胞数が38兆個以下となったところでヒトは寿命を迎えることになります。20才以降の細胞数の変化には運動、睡眠、食事、喫煙、ストレスなど様々な生活習慣が大きく影響してきます。

　なかでも、細胞数の減少を抑えるために最も大きな効果を示す方法が、運動とヒトケミカルによる筋肉の維持です。なぜな

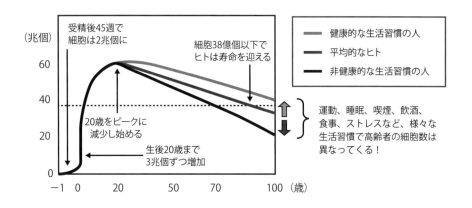

図 5-1　年齢による細胞数の変化（イメージ）

ら、ヒトの体の質量の40％を筋肉が占めており、筋肉は筋肉細胞から作られるからです。先ず、筋芽細胞が、線状に配列、融合して筋管となり、筋管が成長して筋線維が形成されています。融合しなかった筋芽細胞は、サテライト細胞となって筋線維の周囲に張り付いています。このサテライト細胞は、筋肉になる予備軍の幹細胞です。喫煙や激しい運動などで筋肉の一部が断裂損傷して組織が壊れると新たに筋線維を再生するための細胞です。さらに、このサテライト細胞は運動に応じて遅筋にも速筋にも変化できる柔軟性も持ち合わせています。しかしながら、運動をしないでいるとサテライト細胞は筋肉細胞とはならず、脂肪細胞に変化し、その結果、筋肉は細くなり、霜降り状態となります。

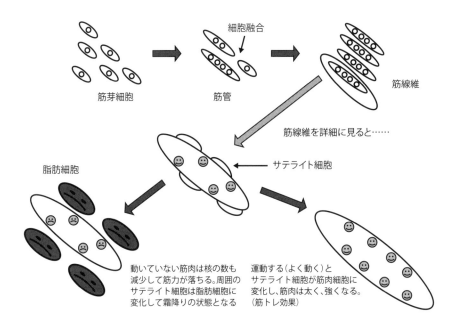

図 5-2　運動による筋肉細胞と筋肉の増減

　また、筋肉量と基礎代謝量には相関があり、筋肉量が減少すると基礎代謝量も減少することがわかっています。20才以降、30才代であっても運動しないで筋肉量が減ってくると基礎代謝量は減り、食事で摂取したカロリーは代謝されることなく中性脂肪として蓄えられる、つまり、太りやすくなっていきます。
　筋肉を保つ鍵を握っているのは運動とともにヒトケミカルです。特に重要なのが三大ヒトケミカルの1つであるL-カルニチンです。そもそもカルニチンのカルニはラテン語で『肉』を意味しています。体内のL-カルニチンの90％以上は筋肉に存在しています。L-カルニチンが筋肉細胞内でミトコンドリアに脂肪を運搬することで脂肪燃焼がスムーズに行えるのです。L-カルニチンが『脂肪燃焼素材』と言われる所以はここにあります。

35

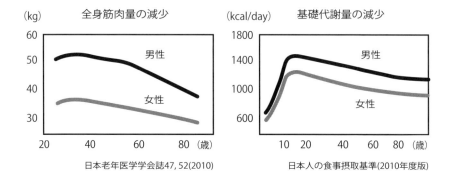

図 5-3　年齢による筋肉量の減少と基礎代謝量の相関

　また、三大ヒトケミカルの残りの二つ、R-αリポ酸とCoQ10もミトコンドリア内でエネルギー産生に関っていることは既に述べました。

　さらに、CoQ10にはエネルギー産生作用とともに筋肉の保護作用のあることが確認されています。

■筋肉保護作用

　私たちは喫煙者を対象として筋肉の保護作用を検討しました。喫煙者を対象とした理由は、喫煙による酸化ストレスが心臓や筋肉に損傷をもたらしていることが知られているからです。

　この検討には、筋肉細胞や血液中に存在するクレアチンホスホキナーゼ酵素（CPK）や乳酸脱水素酵素（LDH）をバイオマーカーとして筋肉組織の損傷を評価しました。

　CPKは心臓をはじめ骨格筋、平滑筋など筋肉のなかにある酵素です。これらの細胞に異常があると、CPKが血液中に流れ出すため、高い数値を示します。
　また、LDHは生体内では、心筋、腎臓、骨格筋、肝臓、赤血球などのあらゆる臓器や組織に含まれており、これらの臓器や組織に障害がおこったり壊死したりすると、血液中にLDHが増加します。

　検討前に対象の喫煙者の血中CPK値とLDH値を調べると、明らかに健常人よりも高く、慢性的に筋肉が損傷し減少していることが確認できました。

　先ず、図5-4は『吸収型CoQ10』とビタミンCで併用サプリメント摂取による血中のCPK値変化を示したものです。CPK値は6週間摂取後、正常値まで減少し、筋肉損傷が抑えられていることが示唆されました。

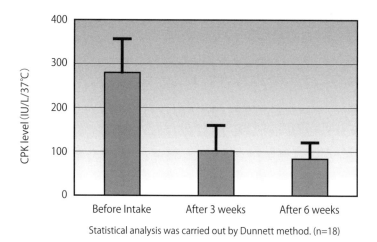

図 5-4　血中 CPK レベルの変化

次に、図5-5は血中のLDH値変化を示したものです。LDH値もCPK値と同様にサプリメントを6週間摂取後、正常値まで減少しました。

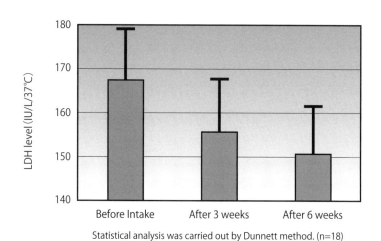

図 5-5　血中 LDH レベルの変化

このように『吸収型Q10』とビタミンCの併用サプリメントによる筋肉の保護作用、及び、筋肉細胞の活性化作用が明らかとなりました。

　運動とヒトケミカルを摂取することで効果的に筋肉細胞、筋肉を維持できることが分っています。ケイジング（健康的なエイジング）を目指しましょう。

その6.
ヒトケミカルと酵素入り果物野菜でスーパー健康ダイエット！

　酵素に関連したダイエットのお話です。ここでいうダイエットとは脂肪燃焼による体重減少を意味しています。

　私たちの体の中で作られる、いわゆる体内酵素は代謝酵素と消化酵素の二つに分けられます。まず、図6-1に代謝酵素と消化酵素の役割を示しておきます。

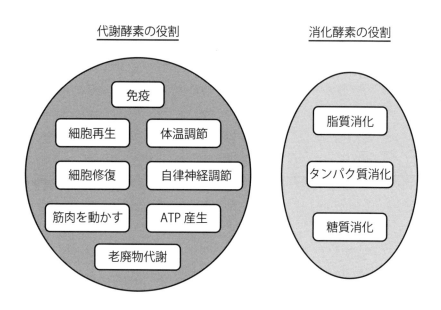

図6-1　代謝酵素と消化酵素の役割

酵素は60兆個の細胞すべてに含まれています。酵素は遺伝子（DNA）の指令によって生命維持に必要なタンパク質やホルモン、そして、酵素を作っています。詳しくは、血管から運ばれてきた栄養素を取り込み、様々な生体維持に必要な物質を作り出し、細胞外に放出しています。酵素も生体維持に必要な物質ですので、代謝酵素も消化酵素も細胞の中で作られているのです。

　この二つの酵素を知ると効率のいい健康的なダイエット法が分るのです。酵素はアミノ酸を原料に作られているタンパク質ですが、これら2種類の酵素を合わせた人のトータルの体内生産能力は決まっています。そこで、消化酵素を製造しなければならない時には十分な量の代謝酵素を作ることができません。つまり、消化管に食べ物が存在している時には代謝酵素が作れないために、消化管から入ってきた栄養分をエネルギーに変えられなくなり、脂肪として蓄積されることとなるのです。

　そこで、一つ目の酵素の働きを考慮した効率的なダイエット方法とは……。

　消化管の中を一定時間、食べ物のない空の状態にすることです。そうすれば、消化酵素を作らなくていいので体は代謝酵素のみを効率よく作ることになり、結果、吸収された栄養分をエネルギーに変えることができるのです。空にする時間としては8時間以上がいいことがわかっています。

二つ目の酵素の働きを考慮した効率的なダイエット方法とは……。

代謝酵素の働きを助ける栄養素は三大ヒトケミカルの補酵素CoQ10、R-αリポ酸、L-カルニチン、ビタミンB群、そして、ミネラルのマグネシウム、亜鉛です。

この中で、ビタミンB群やミネラルは食事で摂取できるのですが、もともと体内で作られていて20歳を境に減少していくヒトケミカルについては食事だけでは十分な量を摂取できませんので、サプリメントで補う必要があります。特に、食事で補うことのできない体内に存在する代謝酵素を働きやすい環境にするためには三大ヒトケミカルの摂取は大変有効です。当然、

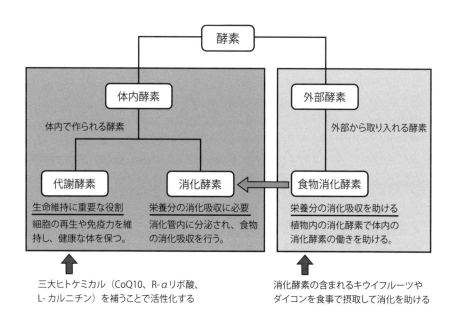

図6-2　三大ヒトケミカルで代謝酵素の活性化

代謝酵素が元気よく働けば、体内の脂肪は燃焼し、効率的で健康的なダイエットとなるのです。

　三つ目の酵素の働きを考慮したダイエット方法とは……、

　消化酵素は体内で作られていますが、働く場所は、口内や胃腸など消化管の中ですから食事でも部分的に補うことができます。野菜や果物に含まれている消化酵素、たとえば、果物のキウイフルーツにはタンパクを分解するプロテアーゼ酵素が含まれております。野菜のダイコンには3大栄養素を分解するアミラーゼ、プロテアーゼ、リパーゼ酵素のすべてが含まれております。こういった消化酵素を含む果物や野菜を食べると体内で作られる消化酵素の生産量を抑えられ、その分、代謝酵素を作

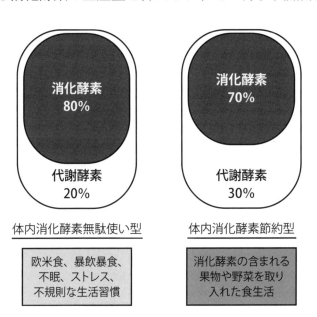

図6-3　消化酵素の含まれる果物や野菜による消化酵素の節約

ることができるので、栄養分の代謝、脂肪燃焼によるエネルギー産生が効率よく行われることとなります。

　酵素の働きを考慮した健康的なダイエット方法、まとめますと……、

　①消化管内を空にする時間を設ける（1日に8時間以上食事をしない時間を設ける）。
　②代謝酵素の働きを助ける三大ヒトケミカルを日々摂取する。
　③消化酵素の含まれる果物や野菜を積極的に摂る。

終わりに
〜ヒトケミカルで老いないカラダを作る

　「ヒトケミカルで健康的なエイジング、ケイジング」とは介護を受けず健康的なエイジングを目指すためにはヒトケミカル（CoQ10、R-αリポ酸、L-カルニチン）という、ヒトの生体内で作られている生体を維持するための機能性成分を摂取しましょう、という意味です。この本は高齢化社会において、ミトコンドリアを活性化し良質の細胞を維持するためには様々なフィトケミカルよりもヒトケミカルの摂取が如何に重要であるかを分りやすく解説したものです。

　これまでの説明の繰り返しになりますが、ヒトケミカルの重要な共通点は、生体内で作られている生体を維持するための成分でありながら、20歳を越えた頃からそれら成分の生産量が減少するために、老化現象が現われることにあります。その生産量の減少によって、3大栄養素でありエネルギー源である糖質、脂質、タンパク質は効率よくエネルギーに変換できなくなり、その結果、疲れやすくなる、運動能力が低下するなどの老化現象が現われます。（「その1. ヒトケミカル摂取で良質なミトコンドリアを維持してケイジング」の最後に掲げた図1-3「エネルギー産生のための三大ヒトケミカルの共通点」参照）

　それだけではなくエネルギー変換できない事が原因で、脂肪蓄積や血糖値上昇による脂質異常症や、糖尿病など様々な生活習慣病が現われてくることが分っています。言い換えれば、生

活習慣病予防、運動能力の再向上、疲労回復力向上のためにもヒトケミカルの摂取が必要なのです。

　もともと、体の中で作られているヒトケミカルですが、それらの経口摂取にはそれぞれ問題があります。たとえば、CoQ10は脂溶性物質ですので食前に摂取すると殆ど生体に吸収されないので、胆汁などの消化液が分泌される食後に摂らなければならなく、たとえ食後に摂ったとしても吸収率はごく僅かであることが知られています。その一方で、R-αリポ酸（RALA）は酸性条件で容易に重合化するため胃酸分泌される食後に摂取すると生体内には吸収され辛いので、食前に摂らなければならない、といった問題です。

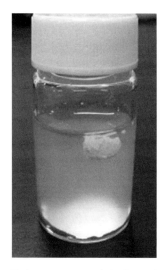

写真　胃酸中でのR-αリポ酸（RALA）の重合

　にもかかわらず、サプリメント製造業者の中には何の工夫も施さずにCoQ10とαリポ酸を同時に配合したサプリメントを

製造し、それらの製品が店頭に並んでいます。そして、それらを何も知らない私達消費者は、残念ながらその効能を信じて購入しているのです。

　ここで少し脱線しますが、私の研究者としての個人的な歴史をお話しておきます。

　最近のことですが、私は大学進学の際に医学分野ではなく化学分野を選んだことに、年齢とともに誇りを持つようになりました……。

　高峰譲吉氏が、限られた数の人々を救う医学ではなく、多くの人々を救える化学の道を選んだことは有名ですが、私は高峰氏とは異なり、ただ単に大学入試において難易度の高い医学部ではなく、当時、比較的に合格しやすかった工学部の化学系を選びました。大学では次第に有機化学に興味を持つようになり、大学院では、有機化学の中でも特に有機合成化学の研究に没頭していました。大学院博士課程終了後はドイツに渡り、ドイツ化学関連企業において医薬品や農薬原料の合成研究をやっていました。そこで、現在では無二の親友である生化学者のゲーハート・シュミッドに出会い、彼の開発した環状オリゴ糖であるシクロデキストリンを知ることになりました。

　現在、私が有機化学の知識の必要な環状オリゴ糖の応用研究を行なっているのは、こういった個人的な歴史的背景があります。そして、私の研究グループで得られた知見なのですが、環状オリゴ糖は前述のヒトケミカルが持っている経口摂取に関す

る問題を見事に解決してくれました。

　ヒトケミカルの1つであるR-αリポ酸（RALA）はγオリゴ糖で包接することで酸性条件下でもまったく重合することなく安定化できることが分りました。

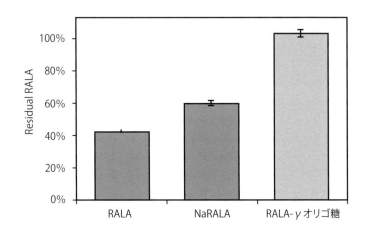

図7-1　酸に対する安定性

　胃酸が分泌している胃の中でもRALA-γオリゴ糖包接体は分解することなく胃粘膜へ移行、あるいは、小腸へ移行することができます。そして、胃腸の粘液成分であるアルブミンによってRALAの溶解度は向上し、胃酸が分泌した状態でも、生体内へ効率よく吸収されることが分ったのです。

■RALAの吸収性

RALA-γオリゴ糖包接体の人による吸収性評価を行っています。健常男性6名にRALAとRALA-γオリゴ糖包接体を何れもRALA換算で600mgを純水200mLで経口摂取してもらい、2群のクロスオーバー試験を行ないました。その結果、図7-2に示すようにγオリゴ糖包接によりR-αリポ酸の吸収性が約2.5倍に向上しました。

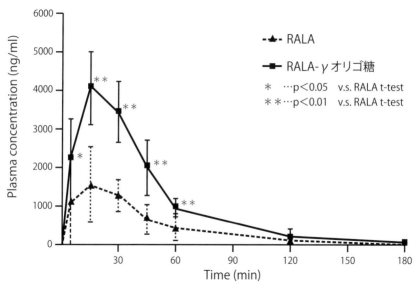

図7-2　単回投与後のRALAの血中濃度の推移（n=6.mean±S.D.）

また、もう1つのヒトケミカルであるコエンザイムQ10（CoQ10）もγオリゴ糖で包接することで、72名の健康なボランティアによるヒト試験の結果、未包接体と比較して18倍吸収性が向上することも分りました。

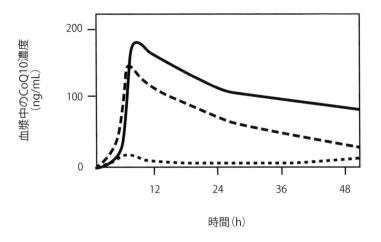

図7-3　各種CoQ10製剤の生体利用能の違い

　さらに、吸収性向上のみならず、生体内でCoQ10濃度を高めた状態で1日以上持続することも分りました。食前食後にかかわらず1日に一回摂取すれば、必要な生体内のCoQ10濃度を維持できることになります。

　このように、偶然にもヒトケミカルであるCoQ10とRALAのいずれもγオリゴ糖包接化技術によって吸収性の問題を解決できることが分りました。つまり、食前食後に関係なく1日に1回摂取すれば、CoQ10とRALAを同時に効率よく吸収できるサプリメント製品が開発されたのです。

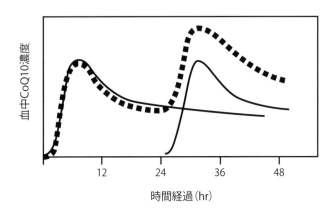

図7-4　CoQ10-γオリゴ糖包接体連続摂取による血中Q10濃度上昇（イメージ図）

　30才を越えたアスリート、肌の衰えが気になり始めた中高年、高齢者、生活習慣病患者、そして、それらの予備軍。できるだけ多くの方々にこの吸収性の問題を解決したヒトケミカルサプリメントを飲用してもらいたいと思っています。そして、ひとりでも多くの方々がヒトケミカルで健康的なエイジング（ケイジング）を目指し、介護の必要のない健康寿命を延ばしてもらいたいと思います。

著者紹介

■寺尾啓二（てらお けいじ）プロフィール
工学博士　専門分野：有機合成化学
　　シクロケムグループ（株式会社シクロケム、コサナ、シクロケムバイオ）代表
神戸大学大学院医学研究科客員教授
神戸女子大学健康福祉学部 客員教授
ラジオNIKKEI 健康ネットワーク　パーソナリティ
http://www.radionikkei.jp/kenkounet/
ブログ　まめ知識（健康編　化学編）
http://blog.livedoor.jp/cyclochem02/

1986年、京都大学大学院工学研究科博士課程修了。京都大学工学博士号取得。専門は有機合成化学。ドイツワッカーケミー社ミュンヘン本社、ワッカーケミカルズイーストアジア株式会社勤務を経て、2002年、株式会社シクロケム設立。中央大学講師、東京農工大学客員教授、神戸大学大学院医学研究科客員教授（現任）、神戸女子大学健康福祉学部 客員教授（現任）、日本シクロデキストリン学会理事、日本シクロデキストリン工業会副会長などを歴任。様々な機能性食品の食品加工研究を行っており、多くの研究機関と共同研究を実施。吸収性や熱などに対する安定性など様々な生理活性物質の問題点をシクロデキストリンによる包接技術で解決している。

著書

『食品開発者のためのシクロデキストリン入門』日本食糧新聞社
『化粧品開発とナノテクノロジー』共著CMC出版
『シクロデキストリンの応用技術』監修・共著CMC出版
『超分子サイエンス　～基礎から材料への展開～』共著　株式会社エス・ティー・エヌ
『機能性食品・サプリメント開発のための化学知識』日本食糧新聞社
　ほか多数

健康ライブ出版社では本書の著者寺尾啓二氏の講演、セミナーなどの情報を随時お知らせしております。ご希望の方はkenkolivepublisher@gmail.comまでメールをください。